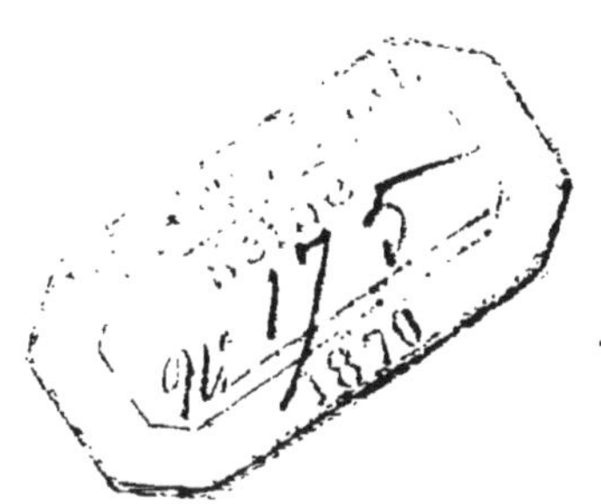

DE LA MORTALITÉ
DES NOUVEAU-NÉS

PARIS. — IMPRIMERIE VICTOR GOUPY, RUE GARANCIÈRE, 5.

DE LA MORTALITÉ
DES
NOUVEAU-NÉS
ET
DES MOYENS DE LA COMBATTRE

PAR

LE Dr J. GAUNEAU

Médecin du Bureau de Bienfaisance du Ve Arrondissement.

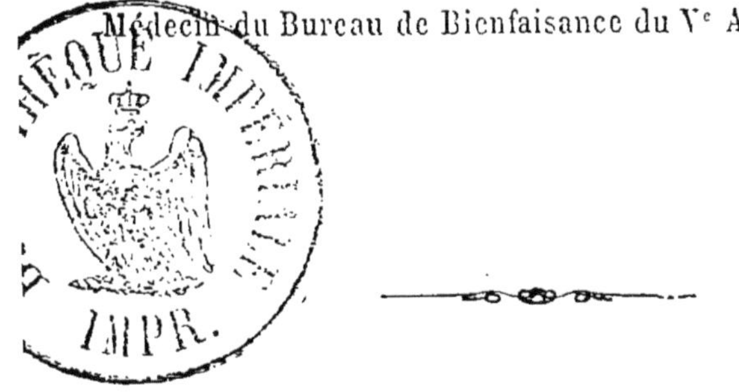

PARIS
ADRIEN DELAHAYE, LIBRAIRE-ÉDITEUR,
Place de l'École-de-Médecine.

1869

PRÉFACE

Frappé dès le début de notre carrière médicale de la mortalité qui atteint le premier âge de la vie, et du nombre considérable de scrofuleux et de rachitiques que l'on observe parmi ceux qui ont échappé à la mort, nous nous sommes demandé si cette mortalité, si constante, que chacun semble admettre comme une loi, était vraiment une nécessité de la vie, comme quelques philosophes l'ont avancé, et si la science, impuissante à la conjurer, ou du moins à l'atténuer, devait se contenter de répéter le mot consacré : « Bel enfant jusqu'aux dents. »

Un fait important fixa tout d'abord notre attention. C'est que de tous les êtres organisés, l'homme était le seul qui payât un tel tribut à la mort et à la maladie ; et en étudiant avec soin les principales causes mises en avant comme déterminant cette mortalité, nous acquérions bientôt la conviction que c'était à lui seul qu'il devait imputer cette malheureuse exception.

Quelle était donc la cause, nous ne disons pas unique, mais *principale* de cette mortalité? Était-il possible à l'homme de la combattre, ou du moins de la rendre moins funeste?

Ne trouvant pas dans l'étude des causes, dans les théories et dans les systèmes tour à tour préconisés, la raison d'être de cette mortalité, ni l'explication suffisante des phénomènes morbides que présentent la plupart des enfants qui succombent dans le premier âge de la vie, nous avons cherché cette explication dans l'étude de la nature et dans les données de la science.

L'étude de la nature nous a enseigné que tous les êtres organisés sont soumis aux mêmes lois de développement; et que l'homme ne fait exception qu'en ce que son organisation et son développement demandent plus temps et de soins.

L'embryogénie, l'anatomie et la physiologie nous ont démontré quelles étaient ces lois et quel danger il y a à les enfreindre.

Enfin, en observant comment les animaux élèvent leurs petits et comment l'homme élève son enfant, nous avons compris pourquoi ceux-ci échappent à la mort qui décime l'espèce humaine.

Dans notre travail sur l'éducation physique et

morale des nouveau-nés et de la nécessité de l'allaitement par la mère, publié une première fois en 1858, nous nous sommes efforcé d'exposer nos idées aussi brièvement que possible, et prenant l'enfant au moment de la naissance jusqu'à la dentition complète, nous indiquions, avec détail, aux jeunes mères et aux nourrices, la manière la plus rationnelle d'élever leurs enfants, quels soins et surtout quelle nourriture *spéciale* il fallait leur donner, en même temps que nous leur présentions les moyens de façonner leur jeune intelligence et de la préparer à recevoir les notions d'une saine morale.

Dans une nouvelle édition publiée en 1867 (1), tout en insistant sur l'éducation du nouveau-né, nous avons précisé davantage les études d'embryogénie, d'anatomie et de physiologie, qui ont servi de base à nos convictions bien arrêtées.

Aujourd'hui que la mortalité des nouveau-nés occupe tous les esprits, nous avons pensé que nous avions, sinon le droit, au moins le devoir de nous mêler à la discussion et de soumettre à nos confrères le résultat de nos études et de nos recherches sur cette importante question.

(1) *Éducation physique et morale des nouveau-nés*, chez Ad. Delahaye.

CAUSES PRINCIPALES

DE LA

MORTALITÉ DES NOUVEAU-NÉS

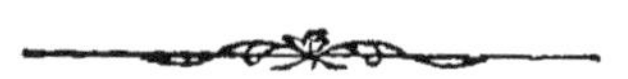

La mortalité effrayante qui frappe les nouveau-nés est une des questions de l'économie sociale, la plus digne de fixer l'attention de l'hygiéniste.

Dès l'année 1858 nous écrivions ces lignes (1) : « Alors que la science appliquée agrandit chaque jour le domaine de l'homme; où chaque jour elle apporte des changements dans tout ce qui concourt à son existence et à son bien-être; où la routine et les préjugés disparaissent devant la lumière qu'elle projette autour d'elle; où l'homme, qu'elle guide, se fait une étude constante du perfectionnement des races animales, soit pour sa nourriture, soit pour son usage ou son luxe; en même temps que par les réformes qu'il apporte dans la culture, il force la terre à lui fournir ses produits en plus grand nombre et de meilleure qualité; au milieu de cette transformation de tout ce qui l'environne, l'homme ne peut rester stationnaire pour ce qui le touche de plus près, pour lui-même; il ne peut rester indifférent à une question *beaucoup plus grave* qu'elle ne le paraît

(1) *Éducation physique et morale des nouveau-nés.* — Adrien Delahaye.

1.

au premier abord, l'amélioration physique et morale de sa race. »

Notre prévision s'est réalisée! aujourd'hui cette question a pris le premier rang. Elle est à l'ordre du jour de toutes les sociétés savantes, elle préoccupe tous les esprits, l'administration même s'en est émue et a nommé une commission chargée d'en rechercher les causes et les moyens d'y remédier. C'est qu'en effet, il n'y a pas de question plus importante; elle intéresse tout à la fois la famille, la morale, l'humanité entière, et on peut dire, sans exagération, que d'elle dépend l'avenir de la société.

Naguère, MM. les docteurs Monot et Brochard attiraient l'attention de l'Académie de médecine sur cette mortalité, et sollicitaient de ce corps savant une réglementation pour ce qu'ils appelaient l'industrie des nourrices.

Mais une réglementation, quelque bien faite, quelque sévère qu'elle soit, sera-t-elle suffisante pour remédier au mal? aura-t-elle assez d'efficacité pour faire diminuer de beaucoup le chiffre effrayant de 33 0/0 pour les nourrissons confiés par le grand bureau et de 48 0/0 pour ceux confiés par d'autres intermédiaires? (Séance du 10 juillet 1867.) Nous répondons sans hésiter, non! toutes les réglementations, toutes les sévérités, toutes les récompenses, toutes les précautions prises par l'administration n'y feront rien !

En effet, cette mortalité, qui de tout temps a préoccupé les philosophes, les médecins et les économistes, est toujours restée la même. Et ce que nous disions en 1858 des tables de Duvillard et des résultats obtenus par le docteur Bertillon, sur le dépouillement de l'état civil de 1840 à 1849, est encore exact aujourd'hui. M. le docteur Broca, d'après le tableau de la mortalité des nouveau-nés depuis l'an 1800 jusqu'à nos jours, constate que cette mortalité a constamment flotté entre 24 et 17 0/0, pour l'âge de 0 à 1 an. C'est pour le même âge et à peu de chose près, le chiffre donné par Gardien, qui écrivait à la fin du siècle dernier; et si nous ajoutons que de l'âge de 1 à 2 ans, époque où la dentition s'effectue, la mortalité est encore plus grande, nous pouvons toujours avancer que, sur cent enfants nés le même jour, *soixante* à peine atteignent l'âge de dix ans. Et encore, parmi eux, combien en est-il qui portent comme trace indélébile des maladies auxquelles ils ont échappé dans le premier âge, ou des infirmités plus ou moins graves, ou des germes d'affections mortelles, qui n'attendent pour éclater que l'âge de la puberté!

Enfin si l'on consulte le tableau de recrutement pour l'armée, on trouve que sur cent jeunes gens inscrits, cinquante environ sont aptes au service militaire. Et cependant, les édits, les lois, les règlements sur les nourrices n'ont pas manqué, non plus que les peines souvent très-sévères. Depuis le roi Jean (1360) et ses successeurs jusqu'à nos jours, les différentes administrations qui se sont succédé se sont activement occupées de cette question; et comme nous le fait observer l'honorable M. Husson (séance du 23 octobre 1867), tout a été prévu, tout a été réglementé, et néanmoins le résultat est resté toujours le même.

A quoi cela peut-il tenir?

Est-ce vraiment une loi de la nature? La Providence l'a-t-elle réglé ainsi, pour mettre une barrière à l'accroissement trop rapide des populations ? Mais de tous les êtres organisés, l'homme seul serait soumis à cette loi, ce qui est inadmissible.

En effet loin de vouloir mettre obstacle à l'accroissement des populations, la Providence n'a-t-elle pas au contraire multiplié les produits de la reproduction, en raison des circonstances fâcheuses inhérentes au milieu dans lequel chaque espèce devait croître et se développer, tandis qu'elle diminuait le nombre de ces produits suivant les chances de soins et de protection qu'ils devaient rencontrer de la part des producteurs? Ainsi, pour ne parler ici que des animaux, les poissons, qui ne donnent ni soins, ni protection à leurs petits, produisent en quantité innombrable; c'est par milliers que l'on compte les œufs que les femelles déposent sur le sable. Combien arriveront à l'âge adulte?

Mais à mesure que l'on s'élève vers les animaux supérieurs, dont la force et l'intelligence assurent à leurs petits des soins et une protection plus efficace, on voit diminuer le nombre des produits de la fécondation. Aussi l'homme, que son intelligence, sinon sa force, place au premier rang, ne produit-il en général qu'un seul individu.

Cette mortalité des nouveau-nés est-elle une nécessité de la vie sociale? tient-elle aux habitudes, aux mœurs? Faut-il en accuser seulement la débauche des parents, la misère, les nourrices, etc. ? Telles sont les questions que l'on agite.

L'on a beaucoup écrit, beaucoup dit sur la question qui nous occupe; chacun des auteurs qui ont traité ce sujet, soit dans leurs écrits, soit dans les sociétés savantes, l'ont tous envisagé à leur point de vue. Chacun s'est hâté d'accuser les faits qui frappaient ses sens, qui lui sautaient, dirons-nous, aux yeux. De là des projets de réforme, de réglementation, de punitions sévères, de récompense, et la mortalité est toujours restée la même ! C'est que personne, que nous sachions jusqu'ici, n'a songé à se demander si cette persistance de la mortalité ne tenait pas à une cause première, également persistante, plus grave, plus dangereuse, que ni édits, ni règlements ne pouvaient atteindre. Personne ne s'est attaché à chercher si cette cause réelle ne tenait pas à l'ignorance des lois de la nature et à l'oubli des données de la science.

Dès sa naissance, l'enfant est environné d'influences fâcheuses de toute sorte; faible, chétif, et entièrement nu, on peut dire que tout ce qui l'entoure, même l'air qu'il respire, peut devenir pour lui une cause de mort. L'homme, presque toujours, sait prévoir, combattre et rendre nuls ou atténuer les effets de ces diverses causes; mais il en est une qui lui échappe, ou plutôt à laquelle il ne songe pas et pourtant cette cause est la plus fâcheuse, la plus funeste ; elle contribue à assurer les effets de toutes les autres; elle tue l'enfant plus ou moins lentement, et lorsqu'elle ne le tue pas, elle détermine presqu'à coup sûr la scrofule, le ramollissement des os, le rachitisme !... Cette cause (disons-le de suite), c'est la manière mauvaise, irrationnelle, avec laquelle l'homme dirige l'éducation physique et morale de son enfant. L'étude des principales causes mises en avant jusqu'à ce jour va, nous l'espérons, nous démontrer la vérité de ce que nous avançons.

Les causes de mortalité chez les nouveau-nés sont très-complexes; cependant, on peut les ranger sous deux groupes principaux :

1° Les causes qui tiennent des parents et qui dépendent soit de leur constitution propre, soit des maladies constitutionnelles qu'ils ont contractées, dont ils transmettent le germe à leur enfant, et qui le tue ou pendant la vie embryonnaire ou dans les premiers jours de la vie extra-utérine.

Parmi ces causes se trouvent la tuberculose, le cancer, la scrofule, la syphilis, etc. C'est encore dans ce groupe que l'on peut placer la débauche des parents, les mariages entre consanguins, entre les individus non encore entièrement formés, soit du côté de la mère, soit du côté du père, ou entre individus d'âge disproportionné, etc.

2° Le second groupe comprend les causes qui tiennent à tout ce qui environne l'enfant, la température, les coutumes, les routines, etc.; causes très-nombreuses que l'homme fait naître pour la plupart, mais il est en son pouvoir de les prévenir et de préserver son enfant de leur atteinte.

Ce second groupe peut se subdiviser en deux sous-groupes que nous appellerons :

1° Causes directes qui agissent seules et tuent rapidement le nouveau-né;

2° Causes occasionnelles qui agissent lentement.

Parmi les causes de mortalité des nouveau-nés,

que nous rangeons dans le premier groupe, nous éliminerons les vices de conformation et les maladies que l'enfant a pu contracter pendant la vie fœtale et qui rendent la vie impossible, ainsi que les maladies qu'il peut présenter en naissant et qui sont du fait de ses parents. Sous l'influence de ces causes, l'enfant naît dans un état pathologique qu'il appartient au médecin de prévoir ou de combattre.

Les autres causes de ce groupe, telles que : l'union entre individus de même race, ou entre individus de la même famille; les constitutions faibles; la débauche des parents, etc., bien que pour la plupart elles soient du domaine de l'étude sociale et aient de tout temps soulevé des controverses très-animées, quelques-unes néanmoins peuvent intéresser l'hygiéniste et méritent de fixer notre attention.

DE L'UNION ENTRE INDIVIDUS DE MÊME RACE

OU DE LA MÊME FAMILLE

Dès la plus haute antiquité les législateurs se sont préoccupés de cette question, plutôt il est vrai au point de vue politique ou religieux, qu'au point de vue de l'hygiène ; de là des lois, des édits, etc., réglant les alliances de peuple à peuple, de tribu à tribu, de parent à parent.

Dans ces derniers temps, on a de nouveau agité cette question à propos de la mortalité des nouveau-nés. Pour les uns, l'union constante entre membres de même tribu, de même pays, a pour conséquence inévitable la dégénérescence, l'abrutissement de la race et la perte de ses carectères physiques. De là la nécessité de contracter alliance avec les races étrangères, afin de régénérer le sang et de rendre à la race toute sa valeur.

Pour d'autres, c'est surtout l'union entre parents qui est à redouter et que l'on doit proscrire à tous les degrés.

Ces causes n'ont pas toute l'influence qu'on veut bien leur attribuer sur la mortalité des nouveau-nés, et quant au résultat que l'on se propose pour l'amélioration de la race, il nous paraît plus que douteux.

En effet, sans parler ici des caractères moraux de la race, qui peuvent s'altérer et disparaître par l'alliance avec une race étrangère ; ce que les Romains savaient très-bien et mettaient à profit, pour assurer leur domination sur les peuplades sauvages et turbulentes qu'ils avaient vaincues, en favorisant leur union avec des peuplades d'un caractère plus doux et plus soumis ; n'est-il pas à craindre, disons-nous, que les caractères physiques, propres à la race que l'on veut régénérer, ne soient plus ou moins altérés, en même temps que ceux de la race régénératrice seront modifiés dans le produit du croisement ? Ensuite le croisement seul est-il suffisant pour atteindre le but que l'on se propose, si on néglige l'éducation primitive, l'élevage si l'on veut, du produit qui en résulte ?

Nous ne le pensons pas, et la nécessité de chercher dans une race étrangère un type régénérateur, nous paraît très-problématique. Car, en bonne logique, il semble que pour rendre à une espèce dégénérée les caractères physiques et moraux qui lui sont propres, c'est dans cette espèce même qu'il faut chercher le régénérateur. Et on peut y parvenir par le choix intelligent des producteurs, par une bonne sélection et par un élevage rationel.

En effet, si on cherche bien la cause de cette dégénérescence, on peut la trouver dans l'impatience du propriétaire à jouir le plus vite possible du produit, en le *poussant* par une nourriture spéciale et un dressage particulier ou entraînement, afin de s'en défaire plus tôt et plus avantageusement. Dans les contrées où les mêmes espèces vivent en liberté, bien que soumises à l'homme, la race ne dégénère pas; comme on peut s'en convaincre dans la Camargue, dans les pampas de l'Amérique, etc. Pour l'espèce humaine il existe aussi des tribus, des peuplades où tous les caractères physiques et moraux de la race se sont conservés depuis des temps immémoriaux, sans que jamais chez elles, il y eût alliance avec aucune race étrangère. En France on trouve des villages, des contrées même, dont les habitants ne se sont jamais alliés qu'entre eux et qui présentent encore toute la beauté, toute la vigueur de la race primitive. Ainsi dans les Pyrénées, l'Auvergne, la Bretagne, la Bretagne surtout. Sans doute en thèse générale, il paraît bien évident que si deux individus forts et vigoureux, étrangers l'un à l'autre, ou consanguins, s'unissent, le produit sera fort et vigoureux et apte à transmettre ces qualités à de nouveaux produits, si lui aussi s'unit dans les mêmes conditions; tandis que si, dans l'union entre individus du même pays ou de pays différents, l'un d'eux présente quelque vice de constitution, il peut transmettre ces défauts à son produit, qui les transmettra à son tour; de là la décroissance et l'abâtardissement de la race.

Mais il n'en est pas toujours ainsi. Souvent en effet, on voit des enfants malingres et souffreteux nés de parents également bien constitués; tandis que l'on voit des enfants robustes et bien portants nés de parents dont la constitution est faible et rachitique.

Dans le premier cas, soyez assuré que l'éducation primitive a été négligée ou mal dirigée; dans le second cas au contraire, l'enfant aura été élevé suivant les lois naturelles soit par sa mère même, soit par une nourrice saine et bien portante.

Ce n'est donc ni par la fusion des races, ni par le choix seul des producteurs que l'on peut remédier à la mortalité des produits, ou à la dégénérescence de la race; mais bien en appliquant à ce produit une hygiène bien entendue basée sur les lois de la nature et sur les données de la science.

Et cela est si vrai que la dégénérescence et l'abâtardissement des races ne se rencontrent pas dans les animaux à l'état de liberté; qui songe à accuser la race des lions d'avoir dégénéré, eux qui ne croisent pas avec les races étrangères, mais qui élèvent leurs petits, comme la nature le veut? Non, la dégénérescence et l'abâtardissement ne se rencontrent que chez l'homme et les animaux domestiques.

Bien plus, si par suite d'une mauvaise alimentation, un enfant, de fort et robuste qu'il était en naissant, devient faible et lymphatique à l'excès, pour arrêter le mal et refaire sa constitution, il suffit de le remettre au régime naturel, au lait.

Les exemples ne manquent pas : qui n'a vu de jeunes

enfants revenir de nourrice, dans un état de rachitisme bien caractérisé ; la tête grosse, l'air indolent, le ventre énorme, les membres grêles et mous. Ces enfants disent les mères, étaient nés forts et bien constitués, mais au bout de six mois à un an, ils ont dépéri, maigri à vue d'œil, le ventre seul est resté gros ; et cependant ils mangeaient de tout et en grande proportion ! ! !

Un régime exclusif au lait et des bains salés suffisent dans la plupart des cas, pour faire cesser les accidents et ramener l'enfant à la vie, et à la santé.

Rien n'est plus facile que de se convaincre du fait que nous avançons ici : Faites l'expérience ou plutôt renouvelez l'expérience que vous avez faite vingt fois, en cherchant à élever vous-mêmes des oiseaux ou des chats. Prenez au hasard dans une portée, un jeune chat, le plus fort si vous voulez, et élevez-le d'après les habitudes de l'homme, comme le plus souvent, il élève son enfant. Bientôt votre élève, maigre, triste, les yeux chassieux, le poil terne, les mouvements lents et incertains, le ventre gros, traîne une existence misérable que vous avez mille peines à empêcher de s'éteindre. Ceux que vous avez laissés à la mère sont gras, alertes, ils ont le poil luisant, les yeux vifs et jouent sans cesse autour du vôtre. Cependant ils ont le même âge, ils sont nés à la même heure, dans les mêmes conditions. Mais le vôtre, vous l'avez gavé de bouillie, de patées, d'aliments machés, vous l'avez élevé dans du coton, sans cesse vous vous êtes occupé de lui ; tandis que ses frères, n'ont eu que les soins que leur mère pouvait leur donner et n'ont été nourris que de son lait !

Replacez votre élève sous la mère, ne vous occupez plus de lui, et bientôt vous verrez sa santé revenir; il reprendra de l'embonpoint, de la gaîté, et l'effet sera d'autant plus prompt, que vous aurez moins tardé à le faire.

Ce qui précède s'applique également à la débauche des parents ou à la faiblesse de leur constitution.

Si le fruit résultant d'une union entre débauchés ou entre individus de faible constitution, ne naît pas dans un état pathologique, tel que ses organes ne peuvent entrer en fonction, ni la vie s'établir, il suffira le plus souvent de le confier à une nourrice saine et bien portante et de diriger son éducation d'après les lois naturelles, pour le soustraire à cette influence funeste.

Et quant à la constitution défectueuse des parents, ne tient-elle pas souvent à la mauvaise éducation à laquelle ils ont eux-mêmes été soumis dans leur première enfance? Élevez des enfants sains et robustes et vous verrez disparaître rapidement le nombre des scrofuleux, des rachitiques et des constitutions faibles.

CAUSES DU SECOND GROUPE.

Le second groupe des causes de la mortalité chez le nouveau-né comprend :

1° Les causes directes qui agissent seules et rapidement. Le refroidissement, l'inanition, l'asphyxie, les sorties prématurées, etc.

2° Les causes occasionnelles dont l'action ne se fait sentir que lorsque l'enfant est prédisposé à en subir l'influence. La misère, la malpropreté, l'allaitement mercenaire, la nourriture prématurée, etc.

Les causes directes sont excessivement nombreuses. C'est surtout d'elles que l'on peut dire que tout ce qui environne l'enfant au moment de la naissance, même l'air qu'il respire, devient souvent pour lui une cause de mort. Et comme si ce n'était pas assez, l'homme se hâte d'ajouter à ces influences fâcheuses, l'influence non moins funeste de ses habitudes, de ses préjugés et de ses routines. A peine le fœtus a-t-il respiré, qu'il s'en empare et les lui applique, sans se douter ni s'inquiéter du résultat. Et Dieu sait si ces préjugés sont nombreux. Chaque pays, chaque village, chaque maison, chaque individu même a les siens. Hâtons-nous cependant de le dire, il n'agit ainsi, que dans l'ignorance absolue des plus simples notions de l'hygiène, et rapportant tout à lui, il est convaincu que ce qui lui convient doit également convenir à son enfant.

C'est ainsi, par exemple, qu'ignorant que l'enfant dans le sein de la mère n'a pas de chaleur propre, qu'il n'a que la température de sa mère (36° à 37° cent.) que dès qu'il en est séparé, cette température baisse de quelques degrés ; il passe un temps précieux à le laver avec de l'eau plus ou moins chaude, à l'habiller pièce à pièce, à le porter dans ses bras, etc. Pendant ce temps l'enfant se refroidit, et malgré les vêtements dont on le couvre, il ne peut parvenir à se réchauffer et meurt.

D'autres fois dans la crainte des courants d'air, il lui enveloppe la tête de tissus de laine plus ou moins épais, plus ou moins chauds, l'empêche de respirer et l'asphyxie. Ou bien encore pour prévenir les fausses positions, pour empêcher que l'enfant ne se blesse, il l'enroule étroitement dans des bandes de toile, ou le serre tellement dans son maillot, que non-seulement l'enfant ne peut bouger, mais encore il ne peut respirer qu'imparfaitement. Or, sans respiration, la chaleur normale ne peut s'établir, l'engorgement des poumons a lieu et souvent encore l'asphyxie.

Une des causes de ce groupe la plus fréquente, c'est l'habitude où l'on est de sortir l'enfant, le lendemain de sa naissance, et cela par tous les temps et quelle que soit la distance à parcourir, pour faire constater son état civil ou le faire baptiser. Cette coutume est d'autant plus funeste, que non-seulement elle contribue le plus directement à la mort par le refroidissement, mais encore elle fait courir à l'enfant des chances d'asphyxie, tout au moins d'engouement pulmonaire ou de pneumonie, par suite des précautions que l'on prend pour le préserver du froid, en l'enveloppant de la tête aux pieds dans des châles ou des capuchons plus ou moins épais et en le maintenant serré contre la poitrine. En outre elle occasionne quelquefois la mort par inanition, l'enfant restant souvent un grand laps de temps sans prendre de nourriture. Cette cause, que nous avons signalée en 1858, longtemps après le docteur Loir, sur laquelle nous avons insisté dans notre nouvelle édition 1867, tend, il est vrai, à disparaître. Nous voyons avec bonheur, que l'administration a enfin cédé aux réclamations pressantes renouvelées depuis par d'autres plus heureux que nous. Seulement nous regrettons que l'administration se soit contentée d'une demi-mesure. Ce n'était pas la faculté de faire constater la naissance à domicile, qu'il fallait accorder, mais bien imposer l'obligation de le faire et étendre cette obligation à toute la France; alors le résultat eût été complet.

Notre intention n'est pas de passer ici en revue toutes les causes que nous appelons directes, la tâche nous serait impossible. Celles que nous venons d'étudier suffisent pour nous permettre d'établir que toutes ces causes sont le résultat, de l'ignorance la plus profonde, des préjugés les plus absurdes, de l'oubli complet des plus simples notions d'hygiène enfantile et des lois naturelles; que l'homme peut toutes les prévoir, les éloigner, en combattre l'influence et y soustraire son enfant. Nous chercherons à en indiquer le moyen après l'étude des causes occasionnelles.

CAUSES OCCASIONNELLES :

LA MISÈRE ET LA MALPROPRETÉ

On a beaucoup insisté sur la misère et la malpropreté, comme causes de la mortalité chez les nouveau-nés. Sans nulle conteste, ces causes ont une influence manifeste sur la dépopulation et l'abâtardissement des races; mais leur action ne s'exerce guère que sur les adultes; chez les enfants, elle est moins marquée et presque toujours elle se borne à aider la manifestation du rachitisme, de la scrofule, etc. Quant au point de vue de la question que nous traitons ici, c'est-à-dire au point de vue du nouveau-né, nous ne pouvons nous expliquer quelle influence ces deux causes peuvent avoir sur la mortalité, alors que tout le monde constate que cette mortalité est aussi grande chez les riches que chez les pauvres, et nous dirons même, d'après nos propres observations, que si on trouve une différence, elle est plutôt chez les gens aisés que chez les pauvres. Il est bien entendu qu'alors la misère n'existe pas au point de tarir les seins de la mère.

En consultant l'état topographique de la misère en France, nous trouvons qu'il n'existe pas de province qui ne renferme des villages entiers, où la misère est telle que les malheureux qui les habitent vivent pour la plupart de mendicité, et n'ont pour toute nourriture que des châtaignes, du blé noir ou du pain de son, et où il est impossible aux mères de donner autre chose à leur nourrisson que le sein! Les enfants n'en sont-ils pas moins gras, n'en sont-ils pas moins bien portants; témoins ceux que les nourrices apportent comme échantillon dans les villes, lorsqu'elles viennent y chercher un nourrisson? Il en est ainsi dans le centre de la France et aussi bien sur les côtes de l'Océan que sur les côtes de la Manche. Qui n'a rencontré sur les routes des femmes hâves, fatiguées, couvertes de haillons, mendiant de porte en porte et portant, dans les bras ou sur leur dos, de jeunes nourrissons frais, roses et riants?

Dans les grandes villes, qui toutes renferment des quartiers populeux, habités par des malheureux qui ne vivent que de la charité publique, malgré une misère sans nom, une existence sans règle, les enfants nourris au sein sont pour la plupart gros et robustes pendant tout le temps que les mères ne leur donnent que le lait. Ce n'est guère que vers la deuxième année que ces enfants commencent à dépérir, alors qu'ils partagent la nourriture de leurs parents. Tous nos confrères des bureaux de bienfaisance peuvent attester le fait. Et cependant quelles nourrices ils ont eues! des femmes la plupart pâles, maigres, fatiguées, aux seins peu développés; sans soins de leur tenue, ni de celle de leurs enfants, qu'elles emmaillottent à peine dans des loques. D'une saleté repoussante sur elles-mêmes et dans leur intérieur; entassées avec leur famille dans des logis étroits, mal aérés, souvent humides, couchant sans linge sur un grabat informe, elles essuient quelquefois leurs enfants, mais ne les lavent jamais! Et pourtant nous le répétons, les enfants se développent bien, ils sont gras, ils sont forts.

De l'intervention des médecins. — On a parlé de l'intervention des médecins, mais seulement à un point de vue dont nous ne voulons pas nous occuper ici. Nous ne traiterons de cette intervention, qu'autant que son influence peut devenir nuisible à l'enfant ou à la mère, en transgressant les lois naturelles et physiologiques, soit en défendant à la mère de nourrir, soit en conseillant un aliment autre que le lait.

Défendre à une mère de nourrir, c'est assumer sur soi une grande responsabilité; et il faut que le médecin trouve chez une nouvelle accouchée une cause bien réelle, bien puissante, pour enfreindre ainsi les lois de la nature et arrêter brusquement dans son évolution un acte aussi normal, aussi physiologique,

que celui de la lactation, et qui n'est que la conséquence rigoureuse de la grossesse.

Agir ainsi, c'est priver l'enfant du premier lait de sa mère, ou *colostrum*, qui lui est indispensabe pour exciter doucement les muqueuses digestives, déterminer leur entrée en fonction et leur faciliter l'expulsion du *meconium* qui recouvre leur surface; premier lait qu'on ne peut remplacer qu'artificiellement en s'exposant à irriter inutilement les organes digestifs; et si l'on ne peut lui donner pour nourrice une femme accouchée en même temps que la mère, c'est le condamner à prendre une alimentation trop forte à laquelle ses organes ne sont pas préparés, et qui peut lui occasionner des indigestions. De là des coliques, une nutrition insuffisante, et par suite la mort par inanition. Et ce résultat est d'autant plus à craindre que, comme cela arrive toujours, le lait de la nourrice sera plus âgé; et à plus forte raison, si vous privez l'enfant de nourrice pour l'élever au biberon. Quant à la mère, nous dirons en passant que priver une femme de nourrir son enfant, sans nécessité absolue, c'est l'exposer à tous les accidents qu'amène à sa suite la suppression brusque du lait, tels que, engorgements du sein, abcès, fièvre puerpuérale, ovarites, engorgements de l'utérus, etc., et nous ajouterons que la morale publique, la vie de famille, le bonheur domestique exigent que la mère nourrisse son enfant.

L'intervention du médecin n'est pas moins funeste à l'enfant, alors que non-seulement il approuve, mais encore quand il conseille de donner à l'enfant des bouillons, des potages, pour le *fortifier* et soulager la mère.

Nous avons entendu des hommes sérieux et d'un grand savoir, ordonner de bonne foi d'ajouter, dès les premiers jours de la naissance, quelques aliments au lait!

Cela s'explique par le peu d'attention que l'on apporte en général à l'éducation des enfants. En effet, malgré les conseils si sages et tout à la fois si vrais et si simples que Gardien donnait à la fin du siècle dernier, J.-J. Rousseau avait fait école. Son *Emile* paraissait être le plus parfait modèle que l'on pût suivre; et chacun de répéter, de prôner les préceptes du grand philosophe, sans rechercher autrement ce que ces préceptes avaient de vrai, de fondé. Certes J.-J. Rousseau a admirablement écrit son *Emile*, mais il était philosophe et quelque peu rêveur; aussi ces pages admirables ne renferment-elles que les idées de celui qui les a écrites, sans souci des lois de la nature, qu'il invoque sans cesse, et des données de la science à laquelle il croyait peu... En un mot *Emile*, de même que l'*Enfant de la nature*, ne sont que des êtres créés par l'imagination de J.-J. Rousseau et nullement des individus réels et tels que la nature les fait. Mais aujourd'hui les œuvres et les leçons des Nathalis Guillot et des Trousseau commencent à éveiller sérieusement l'attention des médecins sur l'éducation des nouveau-nés, et, après les plaintes de M. Monot à l'Academie, la question qui nous occupe, s'est emparée de tous les esprits.

Depuis la nouvelle édition de notre brochure, nous avons à enregistrer un résultat qui, tout incomplet qu'il soit, est vraiment immense pour nous. Jusqu'alors l'allaitement n'était reconnu nécessaire que pendant six semaines, deux mois au maximum. Dernièrement, l'Académie proclamait l'allaitement nécessaire jusqu'à l'âge de 5 mois! Pourquoi 5 mois plutôt que 18 ou 20?

Est-ce qu'à 5 mois les organes des nouveau-nés ont terminé toutes leurs évolutions? Est-ce qu'à 5 mois ils sont tellement complets, tellement bien constitués, qu'ils puissent admettre indistinctement toute substance alimentaire? Est-ce qu'à cinq mois les gencives peuvent déchirer, broyer, ensaliver suffisamment ces substances?

Non, certes. Aussi nous espérons bien que le progrès ne s'arrêtera pas là, que, l'attention des médicins éveillée, le jour se fera, et qu'alors, de funeste qu'elle était, leur intervention deviendra salutaire.

L'allaitement mercenaire. — L'allaitement mercenaire, la grosse question du moment, ne mérite certainement pas tout le bruit qu'elle a occasionné sous le nom d'industrie des nourrices.

Pour nous personnellement, qui n'éprouvons que peu de sympathie pour les nourrices; qui depuis vingt ans portons tous nos efforts à empêcher leur intervention et à obtenir l'allaitement par la mère ; qui n'acceptons jamais une nourrice qu'à regret et après lui avoir imposé comme condition spéciale la nourriture de l'enfant au lait, rien qu'au lait, nous sommes pourtant loin d'imputer à cette profession tout le mal qu'on lui reproche.

En effet, faire nourrir un enfant par une étrangère, ce n'est pas le vouer à une mort certaine. Dans bien des cas, au contraire, c'est le rappeler à la vie, alors que la mère ne peut le nourrir, soit par impossibilité absolue, manque de lait ou constitution défectueuse. Souvent on rencontre d'excellentes nourrices qui élèvent mieux l'enfant qu'on leur confie, que la mère ne l'eût fait, alors même qu'elle peut nourrir. Le tout est de choisir.

Prenez une honnête femme, mariée ou fille mère, qui aime les enfants, qui soit naturellement propre et soigneuse de sa personne, qui sache élever les enfants, et vous obtiendrez le même résultat que lorsque l'éducation est faite par la mère, c'est-à-dire une mortalité presque égale.

L'allaitement mercenaire n'est donc pas par lui-même une cause réelle de mort pour le nourrisson. Sans doute il y a un grand péril dans la manière dont s'exerce aujourd'hui le métier de nourrice. Ce n'est plus une seconde mère que l'on procure à l'enfant, dans la personne d'une femme lui donnant son lait, non dans un but de lucre, mais seulement pour alléger le fardeau de sa famille. Non, nourrir l'enfant des autres est devenu un métier. Et pour quiconque s'est occupé de savoir ce que deviennent les enfants confiés à ces femmes, les faits avancés ne sont malheureusement que trop vrais; mais à qui la faute? à qui incombe la responsabilité? A la nourrice quelquefois, à l'ignorance toujours!

Et cependant dans toutes les discussions soulevées à l'Académie de médecine, même dans les plus récentes, dans la plupart des écrits publiés jusqu'à ce jour, partout sans cesse, c'est la nourrice seule qu'on accuse.

Partout on n'envisage la question qu'au point de vue du fait, la mortalité. On avance des chiffres tirés de statistiques officielles ou officieuses. Mais personne ne cherche à dégager ce qui est réellement du fait de la nourrice et ne dépend que d'elle, de ce qui appartient aux influences fâcheuses, qui accompagnent presque toujours le fait même, c'est-à-dire l'envoi en nourrice. Personne n'a songé à comparer le chiffre de la mortalité des nouveau-nés confiés à des étrangères au chiffre de la mortalité des enfants nourris par leur mère! Ainsi l'on donne le chiffre des morts pour les nourrissons, mais on ne donne pas celui des enfants même des nourrices. Pour nous toute la question est là.

Non, l'allaitement mercenaire par lui-même n'est pas une cause de mortalité, mais il peut le devenir suivant la manière dont on l'utilise et suivant les circonstances dans lesquelles on y a recours. Aussi convient-il de l'étudier à ces deux points de vue.

Une chose nous a frappé au milieu de tous les discours et des nombreux écrits auxquels l'industrie des nourrices a servi de texte. C'est qu'il n'y est nullement question de l'allaitement mercenaire à domicile, que l'on désigne sous le nom de nourrice sur lieu. Cependant, bien que dans cette circonstance, un grand nombre de causes que nous avons étudiées précédemment aient été écartées, (refroidissement, sortie prématurée, etc.), il n'en présente pas moins de grands dangers, et peut être une cause de mort pour le présent, et pour l'avenir une cause de maladies plus ou moins graves et souvent mortelles.

Et d'abord l'âge du lait de la nourrice appelée à remplacer la mère.

Nous connaissons la nécessité absolue du premier

lait pour le nouveau-né. Or, il est difficile, pour ne pas dire impossible, de trouver, pour nourrice, une femme accouchée en même temps que la mère. Le plus souvent ce n'est qu'après avoir nourri son propre enfant pendant 5 à 6 mois qu'une femme se décide à le sévrer, pour louer son lait.

Alors, pour suppléer au colostrum et débarrasser les intestins du méconium qui les recouvre, vous commencez par donner à l'enfant un laxatif, qui, quelque léger qu'il soit, n'en irrite pas moins les surfaces intestinales et peut y occasionner une inflammation plus ou moins grande. Ensuite vous donnez à l'enfant un lait qui n'est plus en rapport avec la faiblesse de ses organes, qu'il ne peut digérer qu'avec peine et qui lui occasionne des tranchées, des coliques, des indigestions, ou des digestions incomplètes.

Si nous ajoutons que les mamelons de la nourrice, habitués à une succion d'autant plus énergique que son enfant est plus âgé, résistent davantage à la succion plus douce et plus faible du nouveau-né, déjà affaibli par une diète plus ou moins prolongée, qu'il a subie pendant tout le temps écoulé depuis sa naissance jusqu'à l'arrivée de la nourrice, c'est-à-dire 15 à 20 heures, quelquefois plus; que le lait de celle-ci, échauffé par le voyage, est plus épais, et n'arrive plus en assez grande abondance dans la bouche de l'enfant; enfin que celui-ci est souvent obligé de tenir le sein plus longtemps et de se livrer à des efforts assez grands, qui quelquefois le rebutent. Alors la nourriture qu'il avale est insuffisante, quelle que soit du reste l'abondance de la sécrétion, et loin d'augmenter de poids chaque jour, il diminue au contraire, devient de plus en plus faible et meurt d'inanition!

Si l'enfant est robuste, il peut échapper à ce danger; mais s'il est faible?

Quant à la nourrice, sans doute on la choisit avec soin, on ne prend qu'une femme ayant toutes les apparences d'une santé parfaite. Mais, malgré tout le savoir, toute la sagacité du médecin qui préside à ce choix, peut-il affirmer que la constitution de la nourrice choisie, ne renferme pas quelques germes de maladie grave (cancer, tuberculose, etc.), qu'elle peut transmettre au nourrisson, avec son lait?

Chose étrange, lorsqu'une femme accouche et que vous la soupçonnez d'être cancéreuse ou tuberculeuse ou seulement de faiblesse de constitution, vous lui défendez de nourrir dans l'intérêt de l'enfant; et lorsqu'une jeune mère, dont la famille et la constitution connues du médecin, n'offrent aucun danger pour la santé de l'enfant, on lui défend également de nourrir, sous prétexte de repos, d'affaires, etc., et l'on confie son enfant à une étrangère!

Et cependant, combien d'enfants nés de parents bien portants, succombent à une maladie inconnue dans la famille! L'histoire contemporaine en fournit un exemple remarquable. Le duc de Reichstadt, dont les auteurs et les ascendants ont vécu vieux et quelques-uns très-vieux, n'est-il pas mort à 19 ans de phthisie pulmonaire! et les mœurs de la nourrice, les connaît-on? Qui n'a pas vu des enfants mourir par suite des habitudes vicieuses auxquelles les nourrices les avaient habitués, malgré la surveillance active des parents.

A ces dangers qui lui sont communs avec l'allaitement sur lieu, l'allaitement mercenaire au dehors est presque toujours accompagné de toutes les causes de mortalité qui environnent l'enfant au berceau et dont nous avons étudié les principales. Ce qui a fait dire avec raison, que les parents, qui envoyaient leur enfant en nourrice, tiraient à une loterie où il y a un bon numéro, contre quatre ou cinq mauvais.

En effet, à peine l'enfant est-il né, que l'homme ne voit en lui qu'un être semblable à lui-même et a hâte de lui donner ses besoins, ses habitudes et ses passions, et sans tenir compte de sa faiblesse, il l'expose à tous les hasards d'un voyage plus ou moins long, quel temps qu'il fasse, quelle que soit la saison ; c'est-à-dire au froid, aux courants d'air, à la poussière, à la fatigue et à l'air plus ou moins chaud, plus ou moins empesté d'une voiture quelconque, dans laquelle il croupit dans ses langes humides et pleins de saletés. Et pour combler la mesure, pendant tout ce voyage, l'enfant ne prend qu'un peu de lait déjà échauffé par un voyage précédent, toujours beaucoup plus âgé que lui, et partant indigeste ; il tète mal et ne prend qu'une nourriture insuffisante ; et s'il doit être élevé au biberon ou au petit pot, souvent on ne lui donne rien, ou qu'une nourriture mal préparée et presque toujours froide. Et cela est si vrai, que même lorsque le voyage se fait dans les meilleures conditions, la première lettre de la nourrice aux parents commence invariablement par ces mots : « L'enfant a été un peu indisposé à son arrivée, mais maintenant il va mieux... » Quand le froid, le manque de soins et de nourriture ne l'on pas tué en route !

A peine l'enfant échappé aux dangers du voyage est-il arrivé dans la localité où il doit subir son exil, qu'aussitôt il devient la proie des coutumes et des préjugés aussi absurdes que variés des personnes qui l'environnent. Celle-ci veut lui donner des bouillies, celle-là de bonnes soupes; une autre trouve que le lait n'est pas assez fortifiant, c'est du vin qu'il faut lui donner...

Et l'on s'étonne que tant d'enfants meurent en nourrice ! il faudrait plutôt s'étonner qu'il n'en mourût pas davantage. Les forts résistent; mais à quelles conditions pour la plupart? dans quel état reviennent-ils dans leur famille ? Chaque jour nous voyons de pauvres mères venir nous en montrer des exemples déplorables et nous demander les moyens de prolonger leur existence. Aussi nous disons, avec une entière conviction, dans ce que l'on appelle l'industrie des nourrices, le danger le plus grand, la cause qui concourt le plus sûrement à la mort des nourrissons, c'est le fait en lui-même, l'envoi en nourrice. Et au milieu de toutes ces circonstances fâcheuses, nous le répétons, la part de la nourrice dans la mortalité des nouveau-nés, est la même que celle de la mère, quand elle nourrit. Elle élève l'enfant qu'on lui confie, de la même manière qu'elle élève son propre enfant; elle a les mêmes préjugés, les mêmes coutumes, et disons-le, le même entêtement que la mère, elle partage aussi la même ignorance.

Les nourrices, pas plus que les mères, ne savent élever leurs enfants, et comment le sauraient-elles, alors que les sages-femmes l'ignorent et que beaucoup de médecins oublient de les en instruire?

Il est bien entendu que nous ne parlons ici que des nourrices honnêtes femmes, qui aiment les enfants et ont à cœur d'élever de beaux nourrissons, auxquels elles s'attachent avec amour.

Quant aux nourrices malhonnêtes, sans soins, sans propreté, sans amour des enfants, qui font profession d'en élever; qui trompent impudemment les familles; qui, sur la présentation d'un nourrisson qui, le plus souvent, ne leur appartient pas, emmènent dans leur demeure infecte, deux, trois ou quatre petits êtres, qu'elles confient à de vieilles femmes aussi dépravées qu'elles, pour les élever au petit pot ou au biberon, tandis qu'elles vont ailleurs se placer comme nourrices sur lieu. Oh! pour celles-là, il n'est pas nécessaire d'édicter de nouveaux règlements, il y a des lois qui punissent l'homicide par imprudence. Livrez-les donc sans pitié aux tribunaux compétents, et vous en serez bientôt débarrassé.

On a aussi rangé au nombre des causes de la mortalité les maladies qui sont en quelque sorte l'apanage du premier âge.

Il n'est pas au pouvoir de la science de prévoir ni d'éviter ces maladies. Tout ce qu'elle peut faire, c'est de chercher à les combattre et à rendre leurs conséquences moins désastreuses. Mais ce que notre expérience nous permet d'affirmer, c'est que les enfants élevés d'après les lois de la nature, échappent plus facilement que les autres. C'était aussi l'opinion de Trousseau, qui disait : « Les enfants soumis à l'alimentation naturelle et normale que la nourrice leur fournit, résistent mieux, en général, aux maladies de leur âge. »

Nous ne pousserons pas plus loin l'étude des causes de la mortalité des nouveau-nés. Ce que nous avons dit en traitant des principales, celles sur lesquelles on insiste le plus, suffit, croyons-nous, pour démontrer jusqu'à l'évidence : que toutes ces causes n'ont d'action réelle qu'autant qu'on expose le nouveau-né à leur influence ; que toutes ou presque toutes peuvent être prévues, que l'homme peut les combattre, les éloigner et soustraire son enfant à leur action ; qu'aucune d'elles ne saurait être considérée comme *cause prédisposante*, car elles ont dû souvent varier et dans leur mode d'action et dans leurs conséquences, suivant les différents lieux et les différentes époques, et cependant, de tout temps, la mortalité a été la même, ce que prouvent surabondamment, les efforts constants des diverses administrations qui se sont succédées depuis des siècles, pour en atténuer les effets, sans pouvoir modifier en rien le résultat. »

Ce n'est donc ni dans les mariages consanguins, ou entre gens du même pays, ni dans la debauche des parents, ni dans les nourrices, etc., qu'il faut chercher la cause réelle de cette mortalité effrayante !

Non, cette cause est ailleurs.

Elle est dans l'ignorance profonde où l'homme est plongé pour ce qui regarde l'éducation première, *l'élevage* si l'on veut, de son enfant, et dans la manière irrationnelle dont il la dirige. Elle est dans le mépris qu'il fait des lois de la nature, telles que la science nous les enseigne, et dans l'oubli des plus simples notions de l'hygiène enfantile.

Ce qui fait, qu'il ne voit pas l'enfant tel qu'il est réellement, c'est-à-dire le plus nu, le plus faible de tous les êtres organisés, ayant les mêmes besoins et devant subir les mêmes modifications dans son organisme; modifications qui, chez lui, demandent plus de temps et plus de soins pour s'accomplir. Non, aussitôt que l'enfant a respiré, il se hâte de le traiter en homme et sans réflexion, sans souci de ce qui peut arriver, il le livre sans défense, à la merci de toutes les influences fâcheuses qui l'environnent.

Cette cause est celle que les lois et les règlements administratifs sont impuissants à atteindre ; que Nathalis Guillot, Trousseau, et avant eux Gardien, ont depuis longtemps signalée à l'attention des médecins; et dont quelques auteurs, M. J. Guérin entre autres, ont parlé, mais sans y insister d'une manière bien positive. C'est cette cause que, depuis plus de dix ans nous nous efforçons de mettre en évidence, sur laquelle nous ne cessons de fixer l'attention des jeunes mères et de nos confrères, et dont nous avons cherché à expliquer le mode d'action, en nous basant sur l'observation attentive des faits, et sur l'étude, de l'anatomie et de la physiologie.

Elle seule suffit pour expliquer et la persistance et l'énormité de la mortalité; elle seule prédispose les enfants qui y sont soumis à subir les influences fâcheuses de toutes les autres causes , et quand elle ne tue pas, elle engendre, à coup sûr, la scrofule, le ramollissement des os, le rachitisme, etc., comme le prouvent du reste les expériences de M. J. Guérin.

Oui, c'est dans l'ignorance de l'homme et dans la mauvaise éducation qu'il donne à son nouveau-né que se trouve la cause principale, la seule cause prédisposante de l'énorme mortalité qui pèse sur le premier âge de la vie.

Oui, c'est parce qu'il ignore les lois de la nature, ou parce que son orgueil refuse de s'y soumettre, que, loin de chercher à soustraire son enfant aux influences fâcheuses qui environnent son berceau, il facilite au contraire leur action désastreuse, par ses manies, ses préjugés et ses routines.

C'est en vain qu'il voit chaque jour sous ses yeux l'animal, soumis aux mêmes lois que lui, modifier sa manière de vivre à l'approche de la parturition; chercher un endroit propice, isolé, où rien ne puisse troubler le repos et le sommeil de ses petits; le meubler, pour ainsi dire, d'une manière convenable, appropriée à leurs besoins et propre à concentrer la chaleur qu'il leur donne en les couvrant de son corps et en gardant pendant de longues heures une immobilité presque complète.

Loin de l'imiter, l'homme ne veut rien changer à ses habitudes, et sous prétexte de caresses et de baisers, il trouble à plaisir le repos et le sommeil de son enfant en le tenant dans ses bras, en le faisant sauter, en un mot, en jouant avec lui comme avec une poupée. Et quand il consent à le laisser dormir, il le place dans le lit de sa mère, c'est-à-dire dans un air corrompu, vicié par les émanations qui s'exhalent autour d'elle.

Le plus souvent, pour ne pas être troublé dans son repos ou ses plaisirs, il se hâte d'exiler et d'exposer au froid, à la pluie, à toutes les intempéries des saisons son enfant qui avant tout a besoin, et besoin absolu de repos, de sommeil et d'une température chaude et égale.

C'est en vain que la nature a placé dans les seins de la femme une nourriture toute spéciale et toute préparée, dont la température, les proportions des éléments constitutifs, la digestibilité, sont en rapport parfait avec les besoins et la faiblesse des organes digestifs de son enfant, et qui se modifie d'elle-même à mesure que ces organes se modifient ; la seule qu'il puisse s'assimiler complétement sans efforts et sans travail de la part de ces organes, qui, loin de pouvoir élaborer les matériaux nécessaires à la nutrition de l'individu, ont besoin de recevoir ces matériaux tout élaborés, et pour leur nutrition propre et pour achever leur développement sans interruption et sans secousse, et cela pendant tout le temps nécessaire.

L'homme, comme cette nourriture est insuffisante pour ses besoins, la considère comme telle pour son enfant, et dans le but de le rendre plus robuste et de hâter son développement, il s'empresse de tarir la source précieuse, pour y substituer des bouillies, des soupes, des jus de viande, etc.

L'animal se contente de donner à ses petits le lait que ses mamelles lui fournissent, jusqu'à ce qu'ils puissent prendre d'eux-mêmes une autre nourriture; et à défaut de lait, il modifie son alimentation ordinaire pour la mettre en rapport avec leurs organes et chasse avec acharnement les larves et les insectes.

Aussi quelle différence dans le résultat ! Ici, la santé, la force la régularité des formes ; la mort est un accident. Là, la mort enlève un bon tiers des enfants ; le second tiers est malingre, scrofuleux ou rachitique ; un tiers seul est robuste, bien portant et présente les qualités physiques de l'espèce.

Et que l'on ne nous accuse pas d'exagération, ce résultat malheureusement trop vrai, est celui que donnent les statistiques officielles, et que fournit le recrutement pour l'armée.

Aussi pouvons-nous répéter aujourd'hui ce que nous disait, il y a dix ans, notre regretté maître Nathalis Guillot auquel nous avions offert notre brochure sur l'éducation physique et morale des nouveau-nés : « Persévérez, vous êtes dans le vrai. »

Oui, nous sommes dans le vrai, lorsque nous affirmons que la seule cause réelle de l'effroyable mortalité des nouveau-nés est tout entière dans la mauvaise éducation que l'homme impose à son enfant dès sa naissance. Mauvaise éducation qui consiste :

1° Dans le défaut d'air et de lumière, dans un air vicié, impropre à la respiration, ou dans une gêne quelconque apportée à cette fonction importante.

2° Dans le trouble occasionné au repos et au sommeil de l'enfant, alors que sa mère, par excès de tendresse, ne cesse de le prendre dans ses bras et de l'accabler de caresses et de soins importuns.

3° Alors surtout que sous prétexte de le fortifier, on donne à l'enfant une alimentation nullement en rapport avec la faiblesse et le peu de développement de ses organes, et qui, introduite dans l'estomac et le tube intestinal, agit à la manière des corps étrangers ou des poisons, y détermine une irritation souvent mortelle, occasionne toujours une perturbation profonde dans la nutrition, et par suite, engendre la faiblesse de constitution, la scrofule, le rachitisme, etc. ;

résultat que nous avons cherché à expliquer dans notre travail (1), lorsque nous avons traité des conditions essentielles d'une bonne alimentation, du mécanisme de la digestion chez l'homme, et que nous avons signalé la différence énorme qui existe entre les organes digestifs de ce dernier et ceux du nouveau-né.

Oui, c'est bien à cette éducation mauvaise qu'il faut attribuer la plus grande part dans la mortalité. Nous n'en donnerons qu'une seule preuve, mais irréfutable, décisive. C'est celle qui a été le point de départ de nos études et de nos observations sur le sujet qui nous occupe. Cette preuve, c'est la similitude constante qui existe dans les phénomènes morbides que présentent tous les enfants qui meurent de 0 à 2 ans, et qui se rapportent tous aux mêmes désordres graves du côté des voies digestives.

En effet, à part les enfants qui meurent des suites des maladies de leur âge, le croup, la méningite, etc., tous ceux qui succombent, présentent de la diarrhée, un amaigrissement considérable et un *gros ventre*. Et chez tous, l'autopsie révèle les mêmes altérations du tube gastro-intestinal.

Nous ajouterons à l'appui une note que nous devons à l'obligeance de notre confrère et ami le docteur Coffin. C'est le relevé de l'état civil, du 5 au 30 avril dernier, où il a pu constater que sur 14 enfants morts de 0 à 2 ans, 9 soumis à l'alimentation prématurée ou au biberon, ont succombé, savoir : 5 à l'entérite et à la diarrhée, 4 par suite de diarrhée et d'ina-

(1) Ouvrage cité.

nition, un au 27e jour par suite de syphilis congénitale. Des quatre autres enfants élevés au sein, un est mort des suites de la coqueluche, un des suites de rougeole, un de variole et le dernier par accident.

Cette dernière mort peut encore être attribuée à une mauvaise éducation ; car, bien que l'enfant fût élevé au sein, il couchait dans le *lit de sa mère*, qui l'a étouffé pendant un accès d'épilepsie.

C'est donc avec juste raison que nous disions il y a deux ans, que toutes les réglementations, les lois, les punitions et les récompenses que vous édicteriez, resteraient sans effet quant au résultat que vous vous proposez, la cessation de la mortalité, ou du moins sa diminution.

Non, toutes les précautions, toutes les rigueurs prises à l'égard des nourrices ne changeront rien à l'état actuel des choses; et cette opinion tend à devenir celle du plus grand nombre ; aussi chaque jour voit-il naître de nouvelles combinaisons plus ou moins praticables. Parmi les moyens indiqués, et ils sont nombreux, un seul mérite de fixer toute notre attention. Nous voulons parler de l'allaitement par la mère.

En traitant de la nécessité de l'allaitement par la mère (1), nous avons écrit : « la nature l'exige, la santé, la vie même de la mère en dépendent ; la vie de famille, le bonheur domestique y sont intéressés ; la morale le commande. »

(1) *Éducation physique et morale des nouveau-nés*; chez Adrien Delahaye.

Maintenant tout le monde est d'accord sur son utilité pour le nouveau-né.

Certes si l'on pouvait obtenir que toutes les mères nourrissent leurs enfants, il en résulterait un avantage immense, quand même cet avantage se bornerait à éviter à la mère et à l'enfant tous les inconvénients que nous avons signalés à propos des nourrices, surtout ceux qui proviennent du fait même de l'envoi en nourrice.

Nous le reconnaissons d'autant plus volontiers, que, depuis vingt ans, tous nos efforts tendent à l'obtenir dans les familles qui se confient à nos soins, et que chaque fois que nous avons pu réussir à faire adopter nos idées, le succès a constamment couronné nos efforts.

Mais plusieurs causes s'opposent à ce que l'allaitement maternel devienne une règle générale.

A certaine époque, J. J. Rousseau réussit à le mettre à la mode, mais cet engouement ne dura que ce que dure la mode. Rousseau avait bien séduit l'imagination des jeunes mères, par son langage merveilleux, mais il n'avait pas convaincu leur esprit, ne connaissant pas lui-même les raisons scientifiques qui rendaient l'allaitement nécessaire et pour la mère et pour l'enfant.

Ensuite l'ignorance où l'on est généralement, en ce qui touche à l'éducation du premier âge, fait que cette éducation paraît entourée de tant de difficultés et exiger tant de soins et de privations pour la mère, que l'on hésite à l'entreprendre.

Grande erreur, que nous avons cherché à combattre en démontrant combien cette éducation, qui effraie les esprits les mieux disposés, était simple et facile; et combien elle présentait d'avantages sérieux, en compensation des faibles sacrifices qu'elle demande dans les habitudes et les plaisirs de la mère.

Mais en admettant que l'allaitement par la mère devienne une habitude générale, la mortalité des nouveau-nés, pour en être diminuée de quelque peu, n'en serait pas moins encore considérable, car le plus grand danger de tous, la mauvaise éducation, surtout l'alimentation prématurée, n'en existerait pas moins.

En effet, que ce soit la mère, ou une nourrice qui élève l'enfant, les préjugés, les habitudes, les routines sont les mêmes; l'ignorance des lois de l'hygiène enfantile est la même; et l'une comme l'autre continuerait à élever l'enfant d'après sa fantaisie ou d'après les avis des commères. Et quand même la mère serait disposée à suivre les conseils de son médecin, il lui faudrait sans cesse lutter contre ses parents et ses voisins. Combien avons-nous vu de jeunes mères ainsi obsédées, cesser un allaitement qu'elles avaient commencé avec amour? chacun prétendant lui indiquer le meilleur moyen d'élever son enfant, sous prétexte que c'était ainsi qu'il avait élevé le sien. Et cela arrive même dans les classes aisées et dans les familles les plus intelligentes.

Quant à l'idée de venir pécuniairement au secours des mères nourrices pauvres, à l'aide de la charité privée ou administrative, nous dirons d'abord qu'elle n'est pas nouvelle. Depuis quelques années surtout l'Assistance publique la pratique, ainsi que la Société maternelle, qui est assez large en fait de dons de cette nature. Et cependant son influence, quant à la mortalité, ne se montre pas encore très-apparente. Nous ne croyons pas, avons-nous dit, à l'action directe de la misère, en tant qu'elle n'existe pas au point de tarir la sécrétion du lait; sans doute en procurant un peu de bien-être à la mère vous pouvez dans bien des cas, rendre cette sécrétion plus abondante. Mais, nous le demandons sérieusement, votre argent enseignera t-il à la mère, la manière d'élever son enfant comme le veut la nature, à fuir les inconvénients d'une mauvaise éducation, et à se débarrasser des préjugés, des routines, etc... Non certes, et nous ne craignons pas d'ajouter, nous qui voyons la misère de près, le plus souvent votre argent servira à entretenir la débauche et la paresse des parents, et par cela même deviendra plutôt nuisible qu'utile à l'enfant; aussi répèterons-nous encore, pas de réglementation, mais pas d'aumône non plus!

Enfin, pour compléter autant que possible notre travail, disons un mot sur l'allaitement artificiel ou l'élevage au biberon.

On a beaucoup écrit et beaucoup dit sur cette méthode d'éducation. Les uns la proscrivent quand même et toujours, et l'accusent presque d'être la cause unique de la mortalité. Les autres la préconisent et la préfèrent à l'allaitement par la nourrice. Mais de même que l'allaitement mercenaire, l'allaitement artificiel ne mérite pas plus les éloges qu'on lui a prodigués, qu'il n'est la cause unique de tous les malheurs dont on l'accuse.

Ici encore la plus grande part de responsabilité appartient à l'homme, ou plutôt à son ignorance, et cette manière d'élever les nouveau-nés, dirigés d'après les principes que nous avons établis pour l'éducation physique de l'enfant (1), donne de très-bons résultats. Nous en avons très-souvent tiré de grands avantages, seulement il demande beaucoup de soins et de grandes précautions.

L'allaitement maternel, le seul moyen vraiment efficace, étant reconnu insuffisant où d'une application difficile, est-ce à dire qu'il n'y a rien à faire qu'à laisser aller les choses !

Ce n'est pas notre avis. Il reste, nous ne dirons pas à *tenter* mais à *généraliser* un moyen certain, celui que nous employons depuis vingt ans et qui nous a constamment réussi.

Ce moyen consiste à appliquer à l'éducation du nouveau-né les connaissances que nous fournissent l'étude et l'observation.

Il faut faire en sorte que la science éclaire l'homme comme elle éclaire l'industriel et le laboureur, et lui enseigne ce que c'est qu'un enfant nouveau-né ; il faut lui donner un guide sûr, qui lui montre d'une manière positive les soins et les précautions que son éducation réclame. Et s'il y a vraiment besoin de réglementation, laisser ce soin à l'administration, en lui indiquant toutefois, dans quel sens elle doit le faire. C'est ici que l'intervention du médecin peut devenir vraiment utile. Mais pour que cette intervention soit réellement efficace, il est nécessaire que le médecin soit bien convaincu de l'importance du rôle qu'il est appelé à remplir.

(1) Ouvrage cité.

Or cette conviction, il ne peut l'acquérir que par une étude spéciale et approfondie du nouveau-né, des lois qui président à son développement, non-seulement pendant la vie embryonnaire ou fœtale, mais surtout, à partir de sa naissance jusqu'au moment où son organisme est complet. Il lui faut apprendre à bien connaître ses besoins, ses aptitudes et les soins que son état de faiblesse réclame.

Cette conviction acquise, assuré de ses connaissances, il pourra la faire passer dans l'esprit de ses clients, devenus dociles à ses conseils. Toutes les divergences d'opinions, sur les soins, l'alimentation, les époques de l'allaitement et du sevrage, etc., qui jettent le doute dans les familles et entretiennent les causes de la mortalité disparaîtront, ainsi que les préjugés et les routines. On ne verra plus naître chaque jour, ces théories plus ou moins pratiques, qui se contredisent toutes; et alors, mais seulement alors, on verra diminuer rapidement la mortalité, en même temps que le nombre des scrofuleux et des rachitiques décroîtra dans des proportions bien plus considérables.

En résumé nous disons :

La cause principale, prédisposante de l'énorme mortalité qui frappe les nouveau-nés, est tout entière dans l'ignorance où l'homme est plongé, pour ce qui regarde l'éducation, l'*élevage* de son enfant; et dans le peu d'attention que les médecins en général apportent à cette éducation.

Le seul moyen pratique de la combattre, c'est d'instruire l'homme et non de le réglementer.

En conséquence, nous avons formulé les propositions suivantes, que nous soumettons à nos confrères :

1° L'éducation du nouveau-né doit entrer d'une manière spéciale dans l'enseignement des facultés de médecine et faire partie du programme des examens.

Cet enseignement doit comprendre l'embryogénie, l'anatomie, la physiologie et l'hygiène.

2° Non-seulement les élèves en médecine doivent la connaître, mais c'est surtout aux sages-femmes qu'il convient de l'enseigner, surtout aux sages-femmes, qui l'ignorent complétement et dont l'influence est si grande dans les campagnes et chez les pauvres.

3° L'éducation des nouveau-nés doit faire partie des leçons d'hygiène professées dans tous les cours d'adultes.

4° Toute femme qui se destine à l'état de nourrice sera tenue, avant d'obtenir aucun certificat du maire de sa commune, de subir un examen sérieux sur la manière d'élever les enfants et sur les devoirs que cette profession impose.

Cet examen devra se passer en présence d'un médecin, du maire, du curé et de l'institutrice de la commune.

5° Afin de propager le plus rapidement possible l'instruction, il serait nécessaire de répandre dans les communes un manuel, une grammaire, si l'on veut, aussi clair, aussi concis que possible, qui enseignerait aux mères et aux jeunes femmes qui veulent devenir nourrices, ce que les prejugés et les routines ont de funeste; les soins hygiéniques que réclament les nourrissons, et surtout quel est l'aliment exclusif qu'elles doivent lui donner, à quel moment, dans quelle proportion et pendant combien de temps; en un mot leur apprendre ce que c'est qu'un enfant et quelle est la meilleure manière de l'élever.

Tel est le but que nous nous sommes proposé dans notre travail sur l'éducation physique et morale du nouveau-né, et de la nécessité de l'allaitement par la mère, travail que nous avons eu l'honneur de soumettre à l'académie de médecine, qui a bien voulu l'accepter, ainsi qu'un exemplaire de la nouvelle édition, que monsieur Bouchardat a eu l'extrême bonté de présenter en notre nom, dans la séance du 28 octobre 1863.

Nous sommes heureux d'en témoigner ici toute notre gratitude à l'éminent professeur.

TABLE

PARIS, — IMP. VICTOR GOUPY, RUE GARANCIÈRE, 5.

www.ingramcontent.com/pod-product-compliance
Ingram Content Group UK Ltd.
Pitfield, Milton Keynes, MK11 3LW, UK
UKHW022144190726
13855UKWH00003B/1331

9 782013 081009